AF375559

SURMONTER L'INFIDÉLITÉ

Raviver la confiance en soi et en son couple
après l'infidélité

Par Sophie Mévisse
Sous la direction d'Antonella Delli Gatti

50MINUTES.fr

Échaudé(e) par son infidélité, je voudrais avoir accès
au téléphone portable, e-mails et discussions sur
les réseaux sociaux de mon/ma partenaire, est-ce
raisonnable ?

Comment savoir si je dois quitter mon/ma partenaire ou
si je dois rester avec lui/elle ?

Faut-il en parler avec les enfants, et comment ?

POUR ALLER PLUS LOIN 79

SURMONTER L'INFIDÉLITÉ

RAVIVER LA CONFIANCE EN SOI ET EN SON COUPLE APRÈS L'INFIDÉLITÉ

- **Problématique ?** L'infidélité est une expérience douloureuse qui ébranle fortement le couple. La personne trahie perd confiance en son partenaire et, bien souvent, elle perd aussi confiance en elle-même. Le désarroi est parfois d'une telle intensité qu'il vient anéantir l'espoir de vivre une relation de couple où la fidélité serait respectée. Comment surmonter une telle épreuve ?
- **Objectifs ?** L'objectif principal est de parvenir à dépasser l'expérience de l'infidélité et trouver des repères qui pourront vous aider dans ce cheminement douloureux. Cela passe par le fait d'accéder à une meilleure compréhension des causes de l'infidélité de son partenaire et d'apprendre à gérer les émotions qui vous submergent lors de la découverte de la trahison, afin de pouvoir ensuite vous lancer dans

un processus de prise de décision vis-à-vis de votre couple.

- **FAQ**
  - Est-ce de ma faute si mon/ma partenaire a été infidèle ?
  - Dois-je demander à mon/ma partenaire de tout me dire tout de suite sur les circonstances de l'infidélité ?
  - Est-ce que mon/ma partenaire n'a pas un problème d'addiction sexuelle ?
  - Qu'est-ce que moi et mon/ma partenaire infidèle pouvons concrètement mettre en œuvre dans la perspective de reconstruction de notre couple ?
  - Échaudé(e) par son infidélité, je voudrais avoir accès au téléphone portable, e-mails et discussions sur les réseaux sociaux de mon/ma partenaire, est-ce raisonnable ?
  - Comment savoir si je dois quitter mon/ma partenaire ou si je dois rester avec lui/elle ?
  - Faut-il en parler avec les enfants, et comment ?

L'infidélité n'arrive pas toujours qu'aux autres... Elle peut survenir, sans crier gare, et sans que l'on sache comment y faire face, comment passer outre la souffrance et les bouleversements qu'elle engendre. Dans ce guide, nous évoquerons les causes de l'infidélité, mais aussi les moyens concrets à mettre en œuvre pour se reconstruire soi-même, ainsi que pour redonner (ou non) une chance à son couple.

autre mec qu'elle voyait et qu'il allait être à cette soirée. C'était vraiment une cruelle déception, c'était dur à encaisser pour moi. » (Jérémy, 32 ans)

L'infidélité, lorsqu'elle est découverte, est toujours d'une cruauté sans limites : elle pulvérise ce lieu sacré qu'était la relation amoureuse, elle démolit la confiance et pose des questions hautement douloureuses. Ensemble, nous allons tenter de comprendre ce qu'est finalement l'infidélité, ce qui peut malheureusement amener un couple à en faire un jour l'expérience, et surtout, comment surmonter cette épreuve en reconstruisant la confiance perdue.

L'INFIDÉLITÉ : UNE NOTION SUBJECTIVE

QU'EST-CE QUE CELA VEUT DIRE « ÊTRE INFIDÈLE » ?

Selon les personnes, l'infidélité commence avec un sourire trop intéressé, une discussion tard dans la nuit avec un(e) collègue, un intérêt trop marqué pour une autre personne, un baiser, une nuit avec un(e) autre, une vidéo pornographique que l'on regarde, etc. La notion d'infidélité est donc viscéralement subjective. Elle peut même varier pour la même personne selon ses partenaires à travers le temps ! Il semble néanmoins y avoir un consensus : pour la plupart des gens, l'infidélité serait une transgression de l'exclusivité sexuelle et amoureuse.

Pour partir sur des bases communes, une communication sur les attentes de chacun en matière de fidélité est toujours utile, et ce dès le début de la relation. Même si cela peut sembler ne pas aller de soi, une telle discussion permet avant tout de clarifier les attentes de chacun en matière de fidélité, mais aussi d'éviter que le/la partenaire, s'il/elle est malhonnête, puisse dire « qu'il/elle ne savait pas ».

> « L'infidélité, c'est dès lors que par nos actions, on ne respecte pas les limites de son partenaire au niveau des sentiments qu'on peut avoir, des actions physiques ou des paroles qu'on pourrait avoir avec un autre. Je parle ici de limites qui auraient été clairement établies et citées. » (H., 35 ans)

Notons également que par principe, les relations sentimentales sont monogames, elles sont implicitement exclusives. Si cela va de soi pour la plupart des gens, pour d'autres, ce n'est pas nécessairement le cas, d'où l'intérêt de confronter suffisamment tôt ses propres attentes en matière de fidélité.

> « Pour moi, l'infidélité est une notion très compliquée. On devrait pouvoir en parler ouvertement avec son partenaire, de sa notion à soi, de sa notion à lui/elle, et trouver une sorte de balance. Je suppose que ma notion d'infidélité varierait en fonction de mon partenaire. » (Léa, 25 ans)

SOMMES-NOUS VRAIMENT TAILLÉS POUR LA MONOGAMIE ?

Figurez-vous que la réponse à cette question est quelque peu surprenante ! En effet, il semble qu'il ne soit pas dans notre nature d'humains d'être monogames. Carl Zimmer (vulgarisateur scientifique américain, né en 1966) précise à ce sujet que seulement 9 % des mammifères seraient monogames. D'après Beverley Golden (écrivaine et consultante santé et vitalité canadienne), c'est parce que la monogamie n'est pas naturelle pour nous, et que la fidélité est un véritable engagement conscient et permanent vis-à-vis de son/sa partenaire. Tout le monde ne peut pas, et parfois même, ne veut pas travailler autant à cette « contrainte » de fidélité !

> « Je ne me souviens pas d'avoir un jour été fidèle en couple. Être infidèle ne veut pas dire que je n'aime pas la fille avec qui je suis, c'est juste quelque chose dont je ne peux pas m'empêcher. Si une femme me plaît et se rend disponible auprès de moi, c'est impossible de ne pas craquer. Le problème, c'est que quand je tombe amoureux (c'est arrivé trois fois en 28 ans), j'arrive à être fidèle quelques semaines, mais au bout d'un

moment, je recommence à remarquer les autres femmes, et tout recommence. Autant quand j'avais 20 ans, je n'étais pas honnête, autant maintenant je préfère suggérer une relation ouverte, ou dire que je "ne suis pas doué". » (P., 28 ans)

La fidélité, comme nous l'avons vu précédemment, se définit comme une exclusivité sexuelle et sentimentale avec son/sa partenaire ; nous ne sommes amoureux que de notre partenaire et n'entretenons des rapports sexuels qu'avec lui/elle. En théorie, cela peut sembler facile, parce que nous aimons notre partenaire ; dans la réalité, c'est parfois plus compliqué, parce que la fidélité ne concerne pas que le sentiment amoureux : elle a trait aussi au désir, à l'attirance physique, et nous rencontrons des tentations tout au long de notre existence.

Notons aussi que nous traversons des phases de questionnements et de doute dans notre vie qui peuvent nous éloigner de notre partenaire, parce que nous n'évoluons pas forcément non plus dans la même direction que celui-ci/celle-ci. En conséquence, ces phases nous rendent plus vulnérables aux tentations.

« Je suis en couple avec mon compagnon depuis neuf ans. Nous avons eu des hauts et des bas, mais notre relation est plutôt bonne, heureuse, depuis plusieurs mois. Je n'ai jamais trompé mon partenaire, même si j'ai eu quelques tentations depuis le temps ; en revanche, j'ai eu des coups de cœur, des flirts (platoniques) et deux coups de foudre. Je ne considère pas qu'il s'agit d'infidélité, parce que je n'ai pas couché ou embrassé, et surtout, que je n'ai rien promis à personne en dehors de mon compagnon. Après, cela m'est arrivé de flirter, de m'habiller pour séduire en règle générale.

Il y a cinq ans, j'ai eu une phase où je désirais que nous passions à une relation ouverte, mais lui n'a pas voulu. Il se disait trop jaloux si je voyais d'autres personnes, mais lui voulait bien voir d'autres femmes. Il m'a même d'ailleurs confié avoir parfois envie de justement coucher avec d'autres femmes, pour connaître tout simplement d'autres corps. Et moi, ce sont les phases séduction qui me manquent parfois. Vouloir être à deux et être fidèles l'un à l'autre est un engagement, cela se travaille, et je comprends que l'on cède, puisque j'ai déjà failli céder deux-trois fois. » (Claire, 33 ans)

EXISTE-T-IL DIFFÉRENTS « TYPES » D'INFIDÉLITÉS ?

Les recherches en psychologie et en sociologie ont étudié depuis longtemps la question de l'infidélité. De toutes, il ressort avant tout que la notion de fidélité est complexe à appréhender. Cette complexité est avant tout due au caractère assez subjectif, comme nous venons de l'évoquer, de la notion de fidélité. De plus, les chercheurs ont toujours reconnu que les études ont pu être légèrement biaisées d'un point de vue méthodologique, parce que trouver des participants qui assument pleinement leur infidélité est relativement difficile.

La conjonction de ces éléments explique que les résultats issus des recherches sur la fidélité soient parfois contradictoires, souvent loin de parvenir à des consensus. Néanmoins, il semble tout de même que différentes catégories d'infidélité puissent être dégagées.

L'infidélité sexuelle

Comme son nom l'indique, ce type d'infidélité ne concerne que la dimension sexuelle. C'est le cas classique du partenaire qui a des relations sexuelles avec une autre personne ou avec des prostituées. Ce type d'infidélité relève généralement d'un manque à combler du point de vue sexuel, d'un besoin d'avoir des relations avec d'autres personnes ou encore de tester certaines pratiques sexuelles que l'on n'ose pas forcément aborder en couple par peur du regard de l'autre. N'oublions pas qu'avec le temps, le désir entre partenaires peut s'estomper, allant parfois jusqu'à l'arrêt total des relations sexuelles. De telles circonstances peuvent bien entendu accroître la tentation de retrouver des sensations inédites d'un point de vue sexuel en dehors de son couple.

L'infidélité émotionnelle

Elle revêt une dimension plus platonique, il n'y a pas de passage à l'acte sexuel. On parle d'infidélité émotionnelle à partir du moment où l'on éprouve des sentiments amoureux pour une autre personne que son/sa partenaire. Tomber amoureux de quelqu'un n'est pas un acte délibéré, c'est souvent quelque chose qui nous « tombe dessus » sans crier gare. Il suffit de se sentir délaissé(e) par son/sa partenaire, de traverser une phase difficile dans la vie du couple, et nous serons plus sensible à une personne qui se rapprochera de nous, nous offrira ce que notre partenaire ne peut plus nous offrir, en termes d'attentions, de nouveauté, etc.

L'infidélité globale

Elle consiste en la combinaison des deux types d'infidélités cités ci-dessus. Il s'agit d'une relation sentimentale « complète » menée en dehors de son couple. Autrement dit, c'est le cas classique de la double vie sentimentale. Ce type d'infidélité est plus symptomatique que les deux précédents d'un manque de confiance en soi, d'un manque affectif à combler – ou même d'une dépendance affective très forte (les personnes qui trompent ont besoin d'être et de se sentir aimées, ont peur d'être seules).

L'infidélité « en ligne »

Ce dernier type d'infidélité a émergé avec la démocratisation et grande diffusion d'Internet, depuis le début des années 2000. Avec Internet, la pornographie a pris une nouvelle dimension (vidéos amateurs, *cams girls*, chats et divers salons de discussions classés X), et le caractère foncièrement anonyme de la Toile a permis d'ouvrir les horizons sexuels, dans la confidentialité.

Cette infidélité est un peu plus subtile que celles citées précédemment et plus difficile à cerner à cause de son caractère « artificiel » dû à l'écran. En effet, en l'absence de contact direct entre les personnes, elle est sexuelle sans l'être (il n'y a pas de contact physique, mais il peut y avoir masturbation par webcams interposées entre le partenaire et une tierce personne), et elle n'est pas non plus réellement émotionnelle (même si l'on peut tomber amoureux de quelqu'un « en ligne » sans l'avoir rencontré dans la vie réelle, en parlant avec lui/elle dans des chats ou sur des forums).

Notons également que les personnes dépendantes sexuellement (voir <u>La dépendance sexuelle</u>) sont plus enclines à avoir recours à ce type d'infidélité, car il suffit d'une connexion internet et l'accès est immédiat, à toute heure du jour et de la nuit, et dans n'importe quel endroit.

DU CÔTÉ DE L'INFIDÈLE, LES RAISONS DE LA TROMPERIE

Mais qu'est-ce qui favorise l'infidélité au sein du couple ? Comment des couples heureux peuvent-ils en arriver à se tromper ? Là encore, vous vous en doutez, il est complexe d'identifier des éléments valables dans tous les cas, dans l'absolu. La prudence et la nuance restent de mise, car chaque situation et chaque personne sont singulières.

Ainsi, dans son article « *How Likely Is Your Partner to Cheat?* » (« À quel point est-il probable que votre partenaire soit infidèle ? »), Juliana Breines (docteure en psychologie sociale et personnelle, née en 1983) aborde le cas du pouvoir. Elle cite une étude de 2011 qui démontre que plus votre position dans votre lieu de travail est élevée, plus vous avez de chance de tromper votre partenaire, quel que soit votre sexe. Cependant, Juliana Breines admet que dans d'autres études, les chercheurs ont trouvé que lorsqu'un homme dépend financièrement de sa compagne, il a plus de chances de la tromper.

D'après Jeanna Bryner (journaliste scientifique) dans son article « *Surviving Infidelity: What Wives Do When Men Cheat* », ce qui contribue à ces résultats paradoxaux sur l'infidélité est aussi le fait que les racines de l'infidélité diffèrent selon les sexes : les femmes sont plus infidèles lorsqu'elles se sentent émotionnellement négligées par leur partenaire, tandis que les hommes seraient plus infidèles parce qu'ils sont à la recherche d'expériences sexuelles en soi. De ce fait, les hommes pardonnent moins facilement à une femme infidèle sexuellement et les femmes, elles, pardonnent plus facilement une affaire d'un soir, ou une histoire de sexe qui n'engage en rien l'aspect émotionnel.

envers une femme qui a été infidèle émotionnellement plutôt que sexuellement.

Pour expliquer cette différence, un rapprochement a été fait avec des comportements séculaires, dont nous aurions hérités génétiquement. Dès les débuts de l'humanité, les hommes semblent « programmés », d'un point de vue hormonal et sexuel, pour se reproduire avec un grand nombre de partenaires dans le but d'assurer leur descendance, au contraire des femmes dont le corps est amené à s'occuper pendant un certain temps de l'enfant (gestation, allaitement) d'un seul partenaire. De plus, les femmes sont alors tributaires de l'aide de leur partenaire : ce sont les hommes qui fournissent la nourriture à la famille et la protègent des potentiels dangers, créant ainsi un environnement favorable au développement des enfants.

C'est peut-être dans cette organisation sociétale primitive que siègent les raisons qui font qu'un homme excuserait moins facilement une infidélité sexuelle : les hommes veulent assurer la pérennité de leur sang (et pas celle d'un autre homme). Les femmes, quant à elles, auraient tendance à recher-

Malgré tout, certains éléments semblent être
assez unanimement reconnus – dans le sens où
ils ne sont pas propres à une catégorie d'âge,
ou à une catégorie socioculturelle particulière –
comme étant des facteurs favorisant le passage
à l'acte infidèle : l'insatisfaction globale au sein
du couple, le besoin de tester le couple ou de le
briser, les opportunités, et enfin le cas particulier
de la dépendance sexuelle. Nous allons à présent
nous arrêter plus en profondeur sur chacun
d'entre eux.

L'insatisfaction globale au sein du couple

L'insatisfaction dans le couple est un facteur
d'une grande importance. Il intervient d'ailleurs,
d'une façon ou d'une autre, dans toutes les catégories décrites dans cette partie.

Mais l'insatisfaction, dans le fond, qu'est-ce que
c'est ? En effet, l'insatisfaction est un terme large

qui peut couvrir un certain nombre de significations diverses. Pour notre propos, nous retiendrons que l'insatisfaction globale s'apparente au sentiment qu'il manque quelque chose dans notre vie. Cette sensation insécurisante peut relever d'une souffrance d'ordre personnel (on parlera alors d'une personne ayant une certaine fragilité narcissique, ayant besoin de se rassurer en permanence) ou être directement en lien avec une difficulté relationnelle qui se vit dans le couple. Dans les deux cas, cela se caractérise par une impression d'avoir un vide à combler.

Ce vide à combler peut être de diverses natures. Parfois, il s'agit d'un manque général de confiance en soi qui ne demande qu'à être comblé. Peu importe le couple formé, la bienveillance ou pas du/de la partenaire, la personne souffrant d'un tel déficit de confiance va constamment essayer de se convaincre, sans jamais y parvenir, qu'elle peut plaire, en cherchant inlassablement à susciter l'admiration, à séduire.

Parfois, ce vide survient quand un des partenaires ne se sent plus soutenu, écouté, aimé par l'autre. Il/elle risque alors de plus vite remarquer quelqu'un qui s'intéresse à lui/elle, qui manifeste des gestes que son/sa partenaire n'a plus pour lui/elle. Ici encore, le fait de ne pas se sentir suffisamment soutenu par l'autre peut relever, dans certains cas, d'un réel manque de soutien dans le couple, et dans d'autres, d'une fragilité plus personnelle.

> « C'était il y a quelques années, mon compagnon avait plusieurs activités hebdomadaires en dehors de son boulot, et je me sentais délaissée. J'avais des problèmes de santé effrayants, j'avais besoin de mon compagnon, mais lui avait besoin de son sport et de ses activités avec ses amis. Et puis, j'ai rencontré M., par des amis. M. et moi avons entretenu une relation platonique pendant deux mois, une relation hyper intense, mais à distance (il habitait à 200 kilomètres). M. me comprenait, nous étions sur la même longueur d'onde, et il m'apportait ce que mon compagnon ne m'apportait pas : du soutien, de l'affection. » (J., 37 ans)

Dans d'autres cas, ce vide est lié à un sentiment d'ennui, de « plat » dans le couple. Ainsi, la monotonie, malgré le fait qu'elle constitue une structure rassurante et sécurisante, peut sérieusement mettre à mal le sentiment amoureux en enlisant les partenaires dans un ennui et une prévisibilité aliénante. Quand la vie de couple devient une habitude, à l'instar du brossage des dents quotidien, quand la relation a perdu sa fantaisie d'autrefois, il n'est pas rare qu'un des partenaires – voire les deux – ressente l'envie d'aller voir ailleurs plutôt que de vivre dans la nostalgie d'une relation qui n'est plus. Bien entendu, l'installation d'un train-train quotidien est inévitable, dans une certaine mesure ; le secret des couples qui durent réside alors dans l'investissement de chacun des partenaires à rompre cette monotonie aussi souvent que possible.

> « [Sur les raisons qui favorisent l'infidélité] La routine. L'absence répétée de l'un ou l'autre des partenaires. L'absence de communication profonde et régulière. L'un qui mènerait la vie dure à l'autre (en se plaignant tout le temps, par exemple). La divergence dans les horaires de la vie quotidienne. L'ennui. » (Léa, 25 ans)

Vous l'aurez compris, éprouver en quasi permanence un sentiment général d'insatisfaction favorise l'infidélité. Cela vaut bien évidemment tant pour les hommes que pour les femmes, même s'il semble que ces dernières soient plus particulièrement sensibles à ce critère.

Les « infidélités prétextes »

Le Dr Christophe Fauré (psychiatre et psychothérapeute français) aborde dans son livre *Est-ce que tu m'aimes encore ?* ce qu'il nomme les « infidélités prétextes ». L'infidèle, en commettant son acte, aurait dans ce cas de figure précis pour but implicite de rompre avec son/sa partenaire ou, à tout le moins, de mettre très fortement à l'épreuve son couple. L'infidélité a ainsi comme finalité l'implosion de la relation.

Les raisons de tels agissements sont multiples. Elles peuvent s'enraciner dans un désir de vengeance (le/la partenaire a été trompé(e) et souhaite tromper à son tour dans l'idée de rééquilibrer la relation), une volonté de tester la solidité de la relation, voire de regagner l'attention de son/sa partenaire, etc.

Dans certains cas de figure, le/la partenaire cherche à rompre sans trouver de « meilleure » tactique pour fuir la relation. Il/elle préfère le caractère radical de l'infidélité, qui crée un prétexte de rupture net et violent, plutôt que de communiquer longuement avec son partenaire à propos de son envie de ne plus prolonger la relation.

Ce type de contournement du problème peut naître d'une difficulté à communiquer au sein du couple, de la peur de ne pas avoir de raison vraiment valable de rompre, de la volonté d'éviter toute discussion pour redonner une chance au couple, etc.

L'opportunité d'être infidèle

L'opportunité, c'est-à-dire le fait d'avoir des occasions d'être infidèle en étant hors de chez soi, est un critère quelque peu différent des précédents, dans le sens où il n'est pas réellement à l'origine de l'infidélité. Il s'agit plutôt un élément contextuel qui peut favoriser le passage à l'acte si la personne y songe.

Cela peut être, par exemple, le fait de travailler à l'étranger, de se rendre régulièrement à des colloques, de faire aisément des rencontres avec des personnes potentiellement intéressantes d'un point de vue sexuel et/ou émotionnel. Ainsi, quelqu'un qui travaille de chez lui a statistiquement moins de chances de rencontrer de nouvelles personnes qu'un journaliste amené à faire des reportages à l'étranger ou qu'un businessman qui prend l'avion comme certains changent de chemise. Le facteur de risque « opportunité » augmente donc en fonction des rencontres professionnelles – et extraprofessionnelles évidemment.

Bien entendu, ce n'est pas parce que votre partenaire voyage beaucoup pour son travail et fait couramment de multiples rencontres qu'il/elle va forcément vous tromper. Ce n'est en rien un caractère causal. L'origine, le facteur déclencheur de l'acte infidèle est sous-tendu, comme nous l'abordions précédemment, par une forme d'insatisfaction globale, liée soit à des souffrances plus personnelles, soit à des difficultés relationnelles dans le couple. L'opportunité augmente simplement les probabilités qu'une personne insatisfaite de sa relation commette un adultère, puisqu'elle aura tout bonnement plus d'occasions de le faire.

La dépendance sexuelle

Nous abordons maintenant le cas plus particulier de la dépendance sexuelle, qui désigne une forme d'addiction. Au contraire de l'opportunité qui peut amener diverses formes d'adultère, la dépendance sexuelle est uniquement axée sur le besoin compulsif et fréquent d'entretenir des rapports sexuels, de se masturber ou de regarder des vidéos pornographiques.

Ce besoin fréquent est à la fois une cause et une conséquence d'une insatisfaction sexuelle. En effet, la personne victime de ce genre d'addiction ne pourra jamais être totalement satisfaite sexuellement, car il est impossible pour elle d'atteindre la satiété sexuelle, quelle que soit la relation dans laquelle elle s'engage.

Lorsque votre partenaire est atteint de cette maladie – on peut en effet parler de maladie en tant que telle –, ne voyez rien de personnel dans ses infidélités : il s'agit d'un besoin irrépressible contre lequel il est difficile de lutter. Vous ne pouvez fondamentalement rien faire pour l'aider – hormis un soutien psychologique, et encore.

L'addiction sexuelle se traite comme les problèmes de drogue et d'alcool : c'est un problème qui ne peut être résolu par personne d'autre que soi-même. Cela exige un travail sur soi énorme et une volonté sans faille pour ne pas céder à une tentation qui est toujours compulsive. Un suivi psychologique individuel est d'ailleurs souhaitable pour la personne souffrant de ce trouble afin de donner une direction à sa guérison, d'avoir un cadre d'action.

Des groupes de parole encadrant les assuétudes constituent un soutien intéressant par leur fonctionnement et par la banalisation de l'expérience qu'elles représentent : la personne aura un espace de parole très réceptif à ses problèmes qui pourra l'encourager davantage que des personnes de l'entourage – qui ne peuvent fondamentalement « comprendre » les enjeux d'une addiction sexuelle comme d'autres personnes directement concernées par le problème.

SURMONTER L'INFIDÉLITÉ, LE CHEMIN VERS LE RÉTABLISSEMENT DE LA CONFIANCE

Vivre l'infidélité dans son couple est bien souvent une expérience affective douloureuse pour les deux partenaires, *a fortiori* lorsque les partenaires continuent de s'aimer et de nourrir le souhait de partager leur vie.

Se remettre d'une infidélité est un long processus qui passe forcément par la restauration de la confiance : confiance envers soi-même d'abord, en tant qu'individu pouvant être respecté et aimé ; confiance ensuite dans l'idée qu'une relation fidèle reste possible, que cela soit avec le/la partenaire qui a trahi ou dans le cadre d'une nouvelle relation amoureuse. Surmonter l'infidélité peut donc se faire selon deux perspectives : une première plus personnelle, et une seconde visant à rétablir une confiance dans le couple. Il s'agit pour la personne trahie de mener les deux en parallèle.

D'après Jeanna Bryner dans « *Surviving Infidelity: What Wives Do When Men Cheat* » et Tammy Nelson (auteure et thérapeute sexuelle américaine) avec « *Can I Get Over An Affair? The Three Phases of Recovery* », la victime d'infidélité passe par trois phases classiques dites de « reconstruction ».

LA TEMPÊTE ÉMOTIONNELLE

Elle représente sûrement l'une des phases les plus difficiles à passer. Les émotions se succèdent, violentes, contradictoires, et ne vous laissent aucun répit. Les larmes, la colère, la tristesse semblent infinies ; le désespoir et le dégoût alternent avec vos sentiments de tendresse et d'attachement que vous avez toujours envers votre partenaire. Se défaire de ce tourbillon est très malaisé, et il vaut mieux d'ailleurs l'accepter : laissez « couler » vos émotions, acceptez de ressentir ce que vous ressentez.

Le Dr Christophe Fauré (dans *Est-ce que tu m'aimes encore ?*) observe que le choc émotionnel causé par la révélation de l'infidélité peut avoir des conséquences psychologiques assez difficiles à vivre pour la personne trompée, parfois jusqu'au syndrome de stress post-traumatique. Ce syndrome apparaît suite à un traumatisme psychologique important (ici, le choc de la découverte de l'infidélité) et se caractérise par des obsessions (revivre les scènes où on l'a appris l'infidélité, les images de l'infidélité qui tournent en boucle), une anxiété décuplée (état de stress permanent, être constamment alerte) et des comportements d'évitement (éviter les choses, lieux ou personnes qui puissent rappeler l'infidélité).

S'il est normal d'être ébranlé par une telle nouvelle, le choc doit s'estomper avec le temps ; si ce n'est pas le cas, il ne faut pas hésiter à consulter un thérapeute pour aider à traiter le stress post-traumatique, car lorsqu'il s'installe durablement dans le temps, il prend une allure potentiellement pathologique avec des répercussions grandissantes sur la santé mentale de la personne.

La thérapeute Tammy Nelson conseille de garder autant que possible à l'esprit que même si vous vivez très mal la situation actuellement, il s'agit néanmoins d'une phase transitoire, difficile à digérer certes, mais qui finira par passer. Elle ajoute que cette période prend véritablement la forme d'un deuil. Il s'agit de faire le deuil de la vision que vous aviez de votre relation et de tout ce que cette vision implique en termes d'images mentales et d'attentes passées (par exemple, vous imaginiez une relation pleine de confiance, heureuse, vous ne pensiez pas que votre partenaire puisse avoir une double vie avec quelqu'un d'autre, etc.). Comme tout deuil, cela nécessitera du temps. Votre relation est en transformation : elle n'est et ne sera plus jamais comme avant. Et cela vaut mieux, puisque c'est la situation passée qui a favorisé l'apparition de l'infidélité.

Le Dr Fauré conseille quant à lui d'accepter que des changements doivent être réalisés, de la part des deux partenaires, dans le cas où ils souhaitent se redonner une chance.

Ne précipitez rien... Laissez-vous le temps d'apaiser la tempête en vous. Faites des choses qui vous donnent du plaisir, qui vous laissent un peu d'espace. La pratique d'un sport comme le yoga peut être intéressante, afin de canaliser les émotions grâce à l'apprentissage de la respiration de relaxation. Respirez en prenant de grandes inspirations, essayez de faire le vide dans votre tête quand tout se bouscule, en pratiquant par exemple la relaxation, le sport ou des activités créatives.

Tant que vous êtes dans cette phase, ne prenez aucune décision importante – dont celle de définitivement partir ou de définitivement rester. Il faut laisser votre tête refroidir avant de décider. Selon Robert Weiss (auteur et thérapeute sexuel américain), la règle d'or est de ne pas faire de changement majeur dans les six premiers mois du processus.

LA QUÊTE DE SENS

Une fois la tempête émotionnelle calmée, lorsqu'une phase de stabilisation des émotions est atteinte, le moment est propice pour entamer la phase de réflexion.

Cette phase peut être très longue – plusieurs mois, puisqu'il s'agit de tenter de comprendre les tenants et aboutissants de l'infidélité. C'est un travail de déconstruction de l'infidélité dans le but de vous reconstruire ultérieurement, vous, personnellement.

Pourquoi déconstruire l'infidélité ? En dehors des addictions sexuelles qui constituent une « exception » par leur nature, il s'avère que l'infidélité résulte souvent d'un manque, d'un dysfonctionnement dans le couple, d'une insatisfaction. C'est parce que le/la partenaire recherche quelque chose qu'il/elle ne trouve plus au sein du couple qu'il/elle passe à l'action. La personne pour laquelle il/elle craque n'est d'ailleurs souvent qu'une compensation qui tombe au moment opportun. La clef de la guérison passe par la serrure de la compréhension ; il faut comprendre ce qui a mené l'autre à agir comme il/elle l'a fait.

Comment comprendre l'infidélité ? Il faut pouvoir cerner la situation initiale, avant l'infidélité perturbatrice. Quelle était la dynamique de votre couple ? Aviez-vous l'impression que l'un de vous décidait de tout et que l'autre suivait ? Étiez-vous souvent d'accord ou étiez-vous en désaccord sur beaucoup d'éléments du quotidien ? L'un de vous nourrissait-il de la rancœur envers l'autre ? L'un de vous se sentait-il délaissé par l'autre ?

> « Je me suis donné le temps d'accuser le coup, j'ai rencontré l'autre garçon, tenté de comprendre, entendu les différentes versions, montré à quel point j'avais été blessé, parlé beaucoup. » (Erwan, 30 ans)

Comment savoir quand vous avez atteint un degré de compréhension suffisant ? D'après Tammy Nelson, c'est le cas lorsque les partenaires arrivent à se partager la responsabilité de ce qui est arrivé avant l'infidélité, c'est-à-dire de ce qui l'a favorisée. Ainsi, le processus devient une expérience partagée entre partenaires, et plus deux expériences individuelles additionnées.

Par exemple, dans le cas d'un(e) partenaire qui a trompé son/sa conjoint(e) parce qu'il/elle se sentait délaissé(e), outre le manque de communication initial sur ses besoins, peut-être ne pouvait-il/elle pas vraiment communiquer optimalement parce que son/sa partenaire traversait une phase difficile dans son travail, dans lequel il/elle s'engageait trop émotionnellement, et que le/la partenaire n'était, dès lors, pas dans de bonnes dispositions pour écouter et agir dans le sens des attentes de l'autre.

Durant cette période de réflexion, il est conseillé de continuer à faire des sorties de couple. S'il est évidemment délicat de se retrouver à deux, il vaut mieux privilégier des activités avec d'autres amis, des membres de la famille, qui ne sont idéalement pas au courant de l'adultère, afin d'éviter qu'ils agissent d'une manière biaisée avec vous et votre partenaire. Des sorties au cinéma, des restaurants, des dîners entre amis, des soirées jeux de société, des activités en plein air ou en salle, tout est bon pour se retrouver, et réapprendre à créer une complicité avec votre partenaire.

Cette phase de réflexion est aussi l'occasion de vous concentrer plus particulièrement sur vous-même en tant qu'individu. Profitez de cette période de quête de sens pour vous occuper de la personne la plus importante de votre vie : vous-même ! Accordez-vous des petits plaisirs. Une fois par jour, prenez du temps pour vous, pour prendre soin de vous mentalement et physiquement. Lancez-vous dans une activité (sportive, culturelle ou autre) que vous avez toujours – ou depuis quelque temps – voulu faire. Essayez de revenir à l'essentiel : qu'est-ce qui est vraiment important pour vous ?

Dans l'optique de votre reconstruction personnelle, gardez toujours en tête que vous êtes une personne intéressante, et que ce n'est pas parce que votre partenaire s'est détourné(e) de vous que vous n'en valez pas la peine. Vous en valez la peine ! Il est même d'ailleurs très probable que votre partenaire le sache pertinemment et se sente coupable de vous avoir fait souffrir.

Pour guérir, il vous faut vous retrouver vous-même (dans ce que vous aimez, dans ce que vous faites) et réapprendre à vous aimer tel/telle que vous êtes – ce qui est certainement le plus difficile, parce que l'infidélité de votre partenaire a sans doute fait naître le questionnement de vos propres qualités, tant psychologiques que physiques. C'est en recréant du plaisir et de l'épanouissement dans votre vie que vous y parviendrez progressivement.

LA DÉCISION : PARTIR OU RESTER ?

À présent que vous avez une vision plus globale de votre situation, vous êtes dans les conditions favorables à une prise de décision concernant votre avenir sentimental. Vous seul serez à même de convenir de ce qui est le mieux pour vous.

Rester ou partir ? Personne ne pourra choisir à votre place !

Avant de vous décider, il importe que vous preniez le temps de bien conscientiser ce que cela implique de rester avec votre partenaire, tout comme de le quitter. Nous allons à présent vous accompagner quelque peu dans ce processus de conscientisation.

APRÈS L'INFIDÉLITÉ

QUAND VOUS RESTEZ AVEC VOTRE PARTENAIRE

Rester, c'est accepter l'erreur de son/sa partenaire, lui pardonner, et travailler à réparer la confiance. Le fait de pardonner dépend uniquement de votre évolution émotionnelle par rapport à la situation. Cela peut donc prendre un temps variable : le temps d'apaiser la colère, la tristesse et le ressentiment. Ne vous forcez pas.

La notion de pardon est subjective : si, pour certains, il s'agit de laisser vraiment derrière soi toute la rancœur et d'oublier tout ce qui s'est passé, d'autres vont plutôt le voir comme l'acte de laisser la colère retomber – sans oublier les faits. L'essentiel, dans le pardon, c'est de comprendre les actes de la personne, pouvoir se mettre à sa place (faire preuve d'empathie), laisser la colère et le ressentiment s'en aller, pour ainsi pouvoir recommencer sur de bonnes bases. L'essentiel, c'est de vous préserver des effets néfastes de la colère et du ressentiment sur le long terme ; il ne faut pas que la rancœur vous dévore de l'intérieur jusqu'à la fin de votre vie.

Votre partenaire a lui/elle aussi un rôle à jouer dans le processus de pardon que vous engagez. C'est à travers ses actions à votre égard que vous serez à même ou non de rétablir votre confiance en la relation. D'après le Dr Christophe Fauré, c'est notamment en étant fiable et en respectant ses engagements, en vous soutenant dans les moments difficiles, en acceptant la transparence en montrant ses e-mails et ses messages, et en répondant aux interrogations sur son emploi du temps ou ses rencontres que votre partenaire peut vous aider à restaurer la confiance perdue.

Un partenaire qui se montre fiable, c'est quelqu'un qui tient ses promesses, qui dit « Je rentre à cette heure-là du travail » et le fait vraiment. Ces petits engagement respectés quotidiennement vont permettre de rebâtir la relation, parce qu'ils démontrent bien que votre partenaire est quelqu'un en qui vous pouvez avoir (à nouveau) confiance, que vous êtes en sécurité avec lui/elle, qu'il/elle donne la prévalence à votre couple.

En revanche, bien qu'il soit naturel que vous en ressentiez l'envie, « fliquer » votre partenaire ne va pas aller dans le sens du rétablissement d'une nouvelle confiance. Si votre conjoint(e) sent que vous n'avez pas foi en lui/elle, cela peut aussi nuire à sa propre capacité à vous faire confiance. Si vous décidez de donner une seconde chance à votre couple, il vous faut le faire de tout cœur et vous détourner des réflexes de méfiance qui vous viendront très probablement. Ne sombrez pas dans la paranoïa.

Il importe également de ne pas nourrir de ressentiment à l'égard de votre partenaire, de ne pas entretenir la flamme de la colère, car cela s'avère bien trop douloureux et destructeur pour les deux partenaires. C'est là le pouvoir libérateur du pardon, sur le long terme. Évidemment, cela ne sera pas facile. Ne vous inquiétez donc pas si vos sentiments restent contrastés au début, vous devez avancer sur ce chemin à votre rythme, en tenant compte de votre évolution.

Vous l'aurez compris, à ce stade, l'élément essentiel à la reconstruction de la confiance est bien évidemment la volonté de reconstruire ensemble. Le chemin de la reconstruction est long et périlleux, et pour l'affronter, il faut une volonté inébranlable, parce qu'il va forcément amener des périodes de désarroi, des deux côtés du couple. Cela implique qu'en tant que personne trompée, il faut faire abstraction des sentiments contradictoires douloureux (entre la haine et l'amour, entre l'espoir et le désespoir, entre le désir de vengeance et le désir d'aller de l'avant) pour pouvoir avancer. Et le seul moyen de passer outre les ambiguïtés, c'est de rester déterminé tout au long du cheminement.

Pour le partenaire qui a trompé, tout ceci est également valable, même si les sentiments contradictoires sont d'une autre nature (entre la culpabilité et le besoin de se pardonner à soi-même, entre la frustration d'arrêter la relation extraconjugale et le désir de reprendre la rela-tion, entre ses propres doutes sur le couple et les nouvelles certitudes qu'on désire amener). Les deux partenaires doivent vraiment vouloir passer au-delà des difficultés, et travailler ensemble, de bonne volonté, pour reconstruire leur relation.

COMMENT TRAVAILLER ENSEMBLE EFFICACEMENT DANS CE PROCESSUS DE RECONSTRUCTION ?

Pour la personne qui a été trompée :

- accepter les excuses et/ou les remords de son/sa partenaire lorsqu'il/elle les présente (cela ne veut pas dire pardonner, cela implique qu'on accepte que l'autre soit désolé(e)) ;
- essayer, dans la mesure du possible, de poser les questions sur l'infidélité en un ou deux gros « déballages », sans revenir sur le sujet de manière répétée par la suite ;
- travailler dans son for intérieur à pardonner à son/sa partenaire, sans se fixer de délai, en laissant se faire le cheminement psychologique vers le pardon ;
- exprimer sa colère de manière non destructive et, malgré les sentiments difficiles, veiller à garder une atmosphère pacifique ;
- éviter de culpabiliser son/sa partenaire ou de lui reprocher l'infidélité de manière régulière ;

- travailler à identifier ce qui a favorisé l'infidélité d'un point de vue comportemental, du point de vue de la dynamique du couple ;
- redonner sa chance à l'autre.

Pour la personne qui a trompé :

- rompre de manière définitive avec la tierce personne ;
- prendre patience et accepter que son/sa partenaire ne puisse pas pardonner « rapidement » ;
- répondre aux questions de son/sa partenaire sur l'infidélité quand il/elle les pose ;
- travailler à identifier ce qui a favorisé l'infidélité – d'un point de vue comportemental et de la dynamique du couple –, seul(e) ou à deux, dans le cadre d'une thérapie individuelle ou de couple ;
- accepter les compromis raisonnables que demande son/sa partenaire ;
- regagner également son estime par des petits gestes et des petites attentions pour lui témoigner toute l'importance qu'on lui accorde.

Si vous avez continué avec votre partenaire, c'est parce qu'il y avait plus à sauver qu'à jeter dans votre relation. Pour repartir sur le long terme, il faudra à présent instaurer une communication efficace entre partenaires. La communication non violente est toujours souhaitable, mais il faut aussi pouvoir parler de ses sentiments et de ses besoins. Au moindre problème, même mineur (par exemple, un oubli dans les tâches ménagères), parlez-en, calmement. Si vous ne pouvez pas ouvertement communiquer sur des détails, vous ne pourrez pas parler de choses plus importantes !

QUELQUESPRINCIPESCOMMUNICATIONNELS

Communiquer paraît au premier abord une action naturelle, aisée. Cependant, il n'en est rien, et entre ce qu'on souhaite transmettre, ce qu'on transmet malgré nous, et ce que l'autre comprend, il existe parfois un gouffre. Le Dr Christophe Fauré, dans son livre *Est-ce que tu m'aimes encore ?*, rappelle qu'il est préférable de suivre les principes communicationnels suivants :

- garder à l'esprit que l'autre personne ne peut pas deviner nos sentiments et émotions profondes. Il faut pouvoir expliquer ceux-ci à l'autre pour qu'il puisse appréhender notre situation ;
- lorsque nous parlons de nos sentiments personnels, privilégier l'utilisation de la première personne du singulier (« je »), car utiliser le « tu » peut produire un effet de jugement qui serait indésirable ;
- reformuler les propos de l'autre personne dans un effort de compréhension. Si l'on ne comprend pas ce que l'autre nous dit, la communication est impossible.

Le sexe est aussi un bon remède pour se reconnecter. Il peut être défouloir, tendresse, et il permet de vraiment de créer un moment de connexion intime. Cela ne veut pas dire que vous devez vous forcer à avoir des rapports sexuels ; mais le sexe, cela peut aussi être des caresses ou des massages, des baisers sur les parties génitales, de la sensualité (strip-tease, lingerie). Se reconnecter sexuellement l'un à l'autre est un processus vital pour la pérennité de la relation.

QUAND VOUS QUITTEZ VOTRE PARTENAIRE

Une décision déchirante

Mettre fin à une relation affective dans laquelle on s'est beaucoup investi est souvent extrêmement douloureux, au point parfois d'entraver la rupture. Cependant, gardez en tête que partir s'avère le choix le plus pertinent :

- si vous ressentez le poids de l'adultère avec tant de force que vous ne parvenez pas à passer au-dessus et qu'il empêche de ce fait toute perspective d'avenir dans le couple ;
- si le/la partenaire n'a pas renoncé à sa relation adultérine malgré que vous ayez été très clair(e) sur le fait que cela ne vous convenait pas ;
- quand le/la partenaire ne veut pas travailler sur lui/elle. En effet, le refus de réfléchir à ce qu'il s'est passé entrave tout le processus de reconstruction de la confiance que nous venons d'aborder.

« Malheureusement, je suis resté avec [mon partenaire], la pire solution. [...] La confiance a été détruite dès ce moment et c'est le genre de choses qu'on ne sait pas reconstruire. Il m'a de plus trompé encore de nombreuses fois avant que je trouve enfin la force de le quitter définitivement et de couper tout contact. » (Erwan, 30 ans)

Notons qu'il arrive que la relation soit vouée à l'échec parce que les partenaires ne s'aiment plus vraiment, ne partagent plus des valeurs ou des objectifs, se délaissant l'un l'autre. Finalement, l'adultère n'était qu'une manifestation symptomatique d'une relation qui mourait à petit feu.

« Ce qui m'a aidé à me remettre de cette relation toxique, c'était mon boulot, dans un premier temps, je n'arrêtais pas les projets, il fallait m'éviter de penser. Je n'ai pas eu de relation sérieuse avant trois ans, non pas parce que je voulais attendre trois ans, mais parce que je fuyais les femmes qui m'attiraient vraiment. Je ne voyais qu'occasionnellement une *sex friend*. J'ai été à quelques séances chez un psychologue, mais je faisais un trop gros blocage pour en parler.

En fait, ce qui m'a aidé, c'est bizarre, mais c'est d'avoir croisé mon ex avec son nouveau mec. Elle était tellement gênée en me voyant, tellement embarrassée, c'est vraiment à ce moment-là que j'ai compris qu'elle devait sûrement continuer à coucher à droite et à gauche et que son mec n'était probablement pas au courant de ce qu'elle faisait. [...] Et je me rendais compte aussi que c'était elle qui avait un vrai problème, pas moi.

Depuis presque trois ans, je suis avec une fille, nous avons emménagé ensemble il y a un an. Je n'ai jamais fouillé son portable ni ses e-mails ni quoi que ce soit, je lui fais confiance même si j'ai eu forcément un peu de mal au début à cause de mon ex. Je lui fais confiance parce que nous parlons beaucoup, ouvertement, cela change vraiment de mon ex. » (Jérémy, 32 ans)

TEST

Les questions à se poser pour trancher : je reste ou pas ? Plus il y a de « oui », plus la situation est idéale pour rester.

- Est-ce que mon/ma partenaire a renoncé à sa relation adultère ?
- Est-ce que je pense que je peux refaire confiance à mon/ma partenaire ?
- Est-ce que je recommence effectivement à lui faire confiance ?
- Est-ce que j'ai laissé l'adultère derrière nous ?

- Est-ce que j'ai pardonné à mon/ma partenaire ?
- Est-ce que mon/ma partenaire m'a démontré, par ses gestes, qu'il/elle tenait à moi et qu'il/elle voulait vraiment reconstruire une histoire avec moi ?
- Est-ce que je vois un avenir avec mon/ma partenaire ?

S'investir dans une nouvelle relation

Nous vous conseillons de ne pas succomber au premier battement de cœur pour quelqu'un d'autre, de laisser le deuil de votre relation se faire, en son temps.

Mais comment savoir si le deuil d'une relation est terminé ? Vous pouvez considérer que vous vous êtes relevé de cette épreuve quand l'évocation des souvenirs heureux ne vous fait plus souffrir, quand vous n'avez plus le moindre espoir de recommencer avec l'autre, et quand vous ne comparez pas tous les détails d'une nouvelle relation avec l'ancienne. Pas une mince affaire ! Sans oublier que la période de deuil (ou latence) entre deux relations est cruciale : il s'agit de se recentrer sur soi, de comprendre tout ce qui n'a pas fonctionné dans la dynamique de la relation afin d'éviter de reproduire les mêmes erreurs ultérieurement.

Si cette question du deuil de la relation passée est si importante, c'est pour que vous puissiez vivre une relation de pleine confiance avec une nouvelle personne, digne d'être aimée pour elle-même et non comme une « phase de transition » par rapport à l'ancienne relation. Par ailleurs, vous méritez vous aussi de profiter de cette nouvelle relation sans être hanté(e) par le fantôme de l'ancienne.

> « Quand j'ai découvert l'infidélité de mon ex-mari, mon monde s'est écroulé. [...] J'ai peut-être été trop impulsive, je lui ai demandé de partir le jour même, et de me laisser un mois pour partir de la maison, le temps de me trouver un appart [...]. J'ai refusé le dialogue. Je ne voulais pas entendre ses excuses, voir l'autre femme – même deux ans plus tard, je fais tout pour ne pas la voir quand je vais chercher notre fils chez lui.
> Je ne regrette pas le divorce, cela a été très dur, vraiment, mais c'était pour un mieux. Je regrette juste la manière dont la rupture s'est déroulée, mon fils n'a pas compris la situation parce que

ma réaction s'est faite sur le coup de l'émotion. »
(M., 32 ans)

SE CRÉER UN ESPACE DE PAROLE

L'infidélité est une vraie tempête qui balaie tout sur son passage : confiance en soi, confiance en l'autre, certitudes sur le couple, vision de l'avenir. Elle laisse un chaos qu'il faut réorganiser en quelque chose de viable.

Le soutien de ses proches

Quand nous sommes dans des situations délicates (dans le contexte d'une infidélité, qui ébranle les certitudes que nous avions sur notre couple, sur l'avenir), nous avons tendance à aller vers des personnes de confiance comme notre famille et nos amis pour leur parler de nos problèmes. C'est tout à fait naturel, et il est évident que cela apporte un soutien de première importance dans les moments difficiles.

Néanmoins, s'ils arrivent à nous soulager par leur écoute et leur disponibilité, il peut arriver qu'ils influencent aussi notre perception des choses, et pas toujours d'une façon constructive.

Cela arrive lorsque, très impliqués affectivement auprès de nous, ils peuvent juger les situations et encourager à des actions en nous amenant vers des solutions biaisées par leur perception subjective de la situation. Dans des moments très confus émotionnellement, ils peuvent même, bien souvent à leur insu, nous faire prendre des directions qui ne nous conviennent pas et que nous risquons de regretter ultérieurement.

De plus, leur parler des suites de l'infidélité peut avoir de graves conséquences à long terme : si vous restez avec votre partenaire, vos amis ou votre famille n'auront pas oublié vos confidences parfois livrées « à chaud » avec des propos exagérés sur le coup de la colère. Abordez donc les discussions avec la famille et les amis avec une grande précaution, afin de ne rien regretter ultérieurement. De manière générale, ne vous épanchez qu'auprès de quelques personnes en qui vous avez une confiance totale et qui n'ont pas tendance à émettre facilement des jugements.

La thérapie

La grande question est bien évidemment celle de la thérapie – individuelle ou en couple. S'il ne s'agit pas d'un outil indispensable à tous et à toutes – tout le monde n'en aura peut-être pas besoin –, soyez conscient que cette démarche vous permettra d'avoir un espace de parole et d'expression, sans aucun jugement.

Le thérapeute n'est pas là pour vous dire ce que vous devez faire ; il est là pour vous écouter et vous faire travailler sur votre perception des choses. Le grand avantage d'un tel espace de parole réside dans le fait qu'il permet de réaliser un travail sur les comportements dysfonction-nels qui perturbent la dynamique du couple. Le thérapeute vous aidera à identifier les schémas problématiques – souvent répétitifs et, bien sûr, inconscients – qui ont amené à la situation qui a favorisé l'adultère.

Le but est de travailler sur vos comportements, vos perceptions, individuellement et/ou en couple, afin de communiquer d'une façon plus harmonieuse – que ce soit de manière générale ou plus spécifiquement en matière de besoins, de désirs, de gestion de conflits, etc. Il arrive, par exemple, que lors de thérapies de couple, on demande de faire un jeu de rôle où chaque partenaire doit se mettre totalement à la place de l'autre – afin de comprendre son point de vue, dans des situations « pratiques » de la vie de tous les jours.

Un processus thérapeutique va vous permettre de travailler sur vos émotions et vos perceptions. Lorsque votre souffrance continue d'être très intense, c'est peut-être la meilleure aide que vous pouvez vous offrir. Attention, tout de même, se remettre totalement d'une infidélité est un long processus, cela prend du temps, même avec l'aide de la thérapie.

FAQ

EST-CE DE MA FAUTE SI MON/MA PARTENAIRE A ÉTÉ INFIDÈLE ?

Non, ce n'est pas de votre faute. Bien que l'infidélité tire souvent ses racines d'un manque ressenti par rapport à la relation, cela ne signifie pas que vous êtes coupable. En dehors de l'addiction sexuelle qui constitue un cas vraiment à part, votre partenaire vous a trompé parce qu'il/elle a cherché à combler ce manque, au lieu de communiquer avec vous sur le problème. Bien souvent, le malaise relationnel est inconscient et l'acte d'adultère agit comme révélateur de ce malaise.

DOIS-JE DEMANDER À MON/MA PARTENAIRE DE TOUT ME DIRE TOUT DE SUITE SUR LES CIRCONSTANCES DE L'INFIDÉLITÉ ?

Cela dépend entièrement de votre personnalité, de votre sensibilité. En général, mieux vaut connaître les grandes lignes de l'histoire, dans un premier temps. Une fois que la phase de tempête émotionnelle est passée et que les choses se tassent, que vous êtes prêt(e) à communiquer avec votre partenaire, demandez-lui ce que vous voulez savoir. Mais gardez à l'esprit que connaître tous les détails peut être pour certains absolument destructeur (par exemple, quand cela entraîne une comparaison malsaine pour votre image personnelle), alors que pour d'autres, cela permet de vider leur esprit de toutes les questions qu'ils ressassent (et ils peuvent plus facilement passer à autre chose par la suite).

Pensez-vous pouvoir faire face à ce que vous allez entendre ? Demandez-vous pourquoi vous voulez savoir. Sachez que, dans tous les cas, mieux vaut prévoir un déballage en une fois où on dompte au maximum ses émotions pour poser toutes les questions désirées, plutôt que de revenir là-dessus de manière répétée en demandant toujours plus de détails. Cette dernière manière de faire ne peut être que douloureuse pour tous les deux. Pour vous, parce que ce sera comme retourner un couteau dans une plaie, et pour votre partenaire, parce que cela peut devenir difficile à vivre par rapport à sa culpabilité, et aussi pour le deuil de sa relation adultère.

Et si votre partenaire refuse de vous répondre ? Dans le cas où votre partenaire est sous le coup de l'émotion et ne peut parler parce qu'il/elle est confus(e), il faudra vous armer de patience. Demandez-lui de vous répondre dans les jours qui viennent, laissez-lui le temps d'organiser ses pensées, de réfléchir à la manière aussi dont il/elle va vous présenter les choses. Sur le coup des émotions, quelqu'un peut décrire ses sentiments de manière tout à fait irréaliste.

EST-CE QUE MON/MA PARTENAIRE N'A PAS UN PROBLÈME D'ADDICTION SEXUELLE ?

Si votre partenaire manifeste le besoin d'entretenir des rapports sexuels, de se masturber, de regarder des vidéos pornographiques de manière compulsive et journalière, il/elle est probablement atteint(e) d'addiction sexuelle. Pour cela, vous ne pouvez rien faire si ce n'est l'encourager à se faire aider par un thérapeute.

Cela dit, votre partenaire doit réellement vouloir agir sur son problème pour que le traitement soit effectif ; à l'instar de l'alcoolisme, l'addiction sexuelle est délicate à traiter. Il faut aussi savoir que votre partenaire a des besoins sexuels permanents et que si vous acceptez de rester avec lui/elle, il faudra vous attendre à des rechutes, c'est-à-dire que votre partenaire vous trompe à nouveau (et cela ne sera évidemment pas de votre faute).

QU'EST-CE QUE MOI ET MON/MA PARTENAIRE INFIDÈLE POUVONS CONCRÈTEMENT METTRE EN ŒUVRE DANS LA PERSPECTIVE DE RECONSTRUCTION DE NOTRE COUPLE ?

Du côté de votre partenaire, il s'agit de renoncer à la tierce relation. Une rupture nette et propre avec l'autre personne est souhaitée. Plus vite cela est fait, plus vite vous pourrez entrer dans le vif du sujet de la reconstruction de votre couple. Votre partenaire devra aussi regagner votre confiance en se montrant fiable envers vous, et en démontrant par des petits (ou même grands !) gestes son attachement.

De votre côté, vous devez passer l'éponge : cela prendra le temps qu'il faudra, mais tant que vous n'aurez pas pu (essayer de) passer totalement à autre chose, la reconstruction sera difficile.

ÉCHAUDÉ(E) PAR SON INFIDÉLITÉ, JE VOUDRAIS AVOIR ACCÈS AU TÉLÉPHONE PORTABLE, E-MAILS ET DISCUSSIONS SUR LES RÉSEAUX SOCIAUX DE MON/MA PARTENAIRE, EST-CE RAISONNABLE ?

Un couple ne peut se reconstruire sans une confiance mutuelle. Nous vous conseillons de laisser à votre partenaire une part d'intimité, un jardin secret, malgré l'adultère. Il/elle se sentira pardonné(e) et à nouveau en confiance envers vous : de bonnes bases pour relancer votre histoire !

Cependant, dans le cas où votre partenaire cache son téléphone portable, supprime son historique sur son ordinateur de manière fréquente ou adopte des comportements mystérieux concernant ces moyens technologiques, demandez-lui de vous en expliquer la raison et n'hésitez pas à le/la confronter pour savoir s'il/elle vous trompe.

COMMENT SAVOIR SI JE DOIS QUITTER MON/MA PARTENAIRE OU SI JE DOIS RESTER AVEC LUI/ELLE ?

Cette question se posera ultérieurement dans votre cheminement émotionnel. Les experts conseillent d'attendre au moins six mois avant de prendre une décision majeure, afin d'éviter des situations que vous pourriez regretter. L'intérêt d'attendre et de travailler sur soi est de pouvoir identifier les mécanismes dysfonctionnels qui ont mené à une situation favorisant l'infidélité – et même si vous quittez votre partenaire plus tard, au moins, vous aurez appris des choses sur votre fonctionnement et la dynamique de votre couple.

FAUT-IL EN PARLER AVEC LES ENFANTS, ET COMMENT ?

Non, vous ne devez pas forcément parler de l'infidélité à vos enfants. Bien sûr, ils vont comprendre que quelque chose d'important et de grave s'est passé, mais ils n'ont pas obligatoirement besoin d'être mis au courant des tenants et aboutissants de la dispute ou de la séparation.

Nous vous conseillons d'ailleurs plutôt de ne pas leur en parler, mais de répondre à leurs éventuelles questions. Il va de soi qu'il vaut mieux avoir convenu avec votre partenaire de ce qui peut ou non être dit et de quelle manière.

Cette prise de position sur le sujet peut sembler extrême, mais il est important de préserver vos enfants émotionnellement. Ainsi, il est préférable que les discussions animées entre partenaires aient lieu quand les enfants ne sont pas présents, et il ne faut jamais les mêler aux disputes et ressentiments. Vos enfants ne sont pas votre couple, et ils ne doivent pas connaître votre vie de couple autrement que sous l'angle familial.

POUR ALLER PLUS LOIN

SOURCES BIBLIOGRAPHIQUES

- BAHR (Anna), « Infidelity Linked to "Sexual Personality" : University of Guelph Study », in *huffingtonpost.com*, 8 mars 2011, consulté le 14 avril 2017. http://www.huffingtonpost.com/2011/08/03/sexual-infidelity-dependent-on-personality_n_913800.html

- BOUTON (Eloïse), « Le polyamour peut-il vraiment marcher ? », in *lesinrocks.com*, 11 février 2017, consulté le 10 avril 2017. http://www.lesinrocks.com/2017/02/11/actualite/polyamour-vraiment-marcher-11912074/

- BREINES (Juliana), « How Likely Is Your Partner to Cheat ? », in *psychologytoday.com*, 30 mars 2014, consulté le 4 avril 2017. https://www.psychologytoday.com/blog/in-love-and-war/201403/how-likely-is-your-partner-cheat

- BRYNER (Jeanna), « Surviving Infideliy : What Wives Do When Men Cheat », in *livescience.com*, 13 mars 2008, consulté le 4 avril 2017. http://www.livescience.com/4859-surviving-infidelity-wives-men-cheat.html

- CAMPBELL (Debra), « Can Your Relationship Survive Infidelity ? », in *huffingtonpost.com*, 20 décembre 2016, consulté le 4 avril 2017. http://www.huffingtonpost.com/debra-campbelltunks/can-your-relationship-sur_1_b_13734046.html

- FAURÉ (Christian), *Est-ce que tu m'aimes encore ?*, Paris, Albin Michel, 2013.

- GOLDEN (Beverley), « Is Monogamy Natural for Humans ? », in *huffingtonpost.com*, 1er juin 2011, consulté le 12 avril 2017. http://www.huffingtonpost.com/beverley-golden/is-monogamy-natural_b_867760.html

- NELSON (Tammy), « Can I Get Over An Affair ? The Three Phases of Recovery », in *huffingtonpost.com*, 23 mars 2013, consulté le 4 avril 2017. http://www.huffingtonpost.com/tammy-nelson-phd/can-i-get-over-an-affair-_b_2911106.html

- PARKER-POPEOCT (Tara), « Love, Sex and the Changing Landscape of Infidelity », in *nytimes.com*, 28 octobre 2008, consulté le 12 avril 2017. http://www.nytimes.com/2008/10/28/health/28iht-28well.17304096.html

- WEINER-DAVIS (Michele), « 10 Things You Must Know About Infidelity and Cheating », *huffingtonpost.com*, 12 mai 2015, consulté le 4 avril2017. http://www.huffingtonpost.com/michele-weinerdavis/10-things-you-must-know-a_b_7247708.html

- Weiss (Robert), « Dealing With Your Partner's Infidelity ? 6 Do's and Don'ts », in *psychologytoday.com*, 9 juillet 2014, consulté le 4 avril 2017. https://www.psychologytoday.com/blog/love-and-sex-in-the-digital-age/201407/dealing-your-partners-infidelity-6-dos-and-donts

- Wong (Brittany), « If You've Just Been Cheated On, Here's What To Do Next », in *huffingtonpost.com*, 8 mars 2016, consulté le 4 avril 2017. http://www.huffingtonpost.com/entry/what-to-do-after-being-cheated-on_us_56df2e3ee4b0ffe6f8eb281c

- Wong (Brittany), « I Just Discovered I Was Cheated On. Now What Do I Do ? », in *huffingtonpost.com*, 10 septembre 2015, consulté le 4 avril 2017. http://www.huffingtonpost.com/entry/i-just-discovered-i-was-cheated-on-now-what-do-i-do_us_55f09e33e4b093be51bd6a2d

- Zimmer (Carl), « Monogamy and Human Evolution », in *nytimes.com*, 2 août 2013, consulté le 14 avril 2017. http://www.nytimes.com/2013/08/02/science/monogamys-boost-to-human-evolution.html

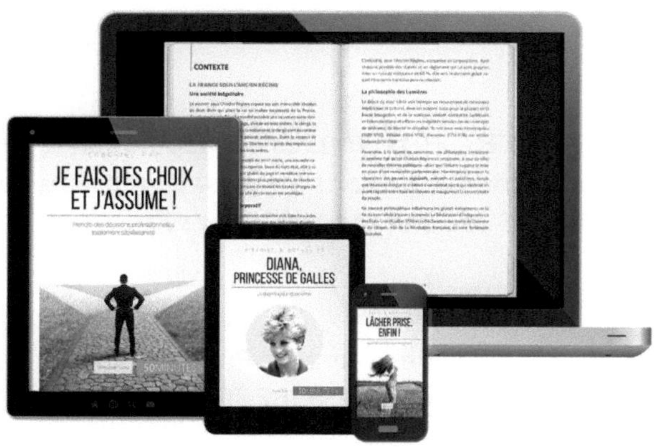

Éditeur responsable : Lemaitre Publishing
Avenue de la Couronne 159 |BE-1050 Bruxelles
info@lemaitre-editions.com

ISBN ebook : 978-2-8062-7634-6
ISBN papier : 978-2-8062-7635-3
Dépôt légal : D/2017/12603/944
Photo de couverture : © oneinchpunch – Fotolia.com

Conception numérique : Primento,
le partenaire numérique des éditeurs.